I0485638

GUÍA **DE PRÁCTICA CLÍNICA**
COMPLICACIONES DE LA MANO TRAUMÁTICA: SÍNDROMES COMPARTIMENTAL Y DE VOLKMANN

Joaquín Velázquez Velázquez, Carlos Javier Velázquez Velázquez, Tomás Pérez Cervera, José Miguel Martínez-Sahuquillo Márquez, Donaldo Segundo Arteta Arteta.

Publicado por: Internet Medical Publishing

Título Original de la Obra: Guía de práctica clínica de las Complicaciones de la
mano traumática: síndromes compartimental y de
Volkmann

Autor: Joaquín Velázquez Velázquez

ISBN 13:   978-1517248376
ISBN 10:   151724837X

Diseño interiores y portada: Soledad Buil
soledad.buil@yahoo.com

Versión editada por: **Internet Medical Publishing**
info@imed.pub
http://imed.pub/

Primera Edición   **2015**

Guía de práctica clínica de las Complicaciones de la mano traumática: síndromes compartimental y de Volkmann

Joaquín Velázquez Velázquez.
Carlos Javier Velázquez Velázquez.
Tomás Pérez Cervera.
José Miguel Martínez-Sahuquillo Márquez.
Donaldo Segundo Arteta Arteta.

Correspondencia:

✉ joaquinww@hotmail.com

Resumen

El síndrome compartimental es una patología grave, en la que el diagnóstico y tratamiento precoces juegan un papel crucial. Su diagnóstico es clínico y puede ser apoyado por la medida de la presión intracompartimental. La fasciotomía de urgencia seguida del cierre diferido continúa siendo el tratamiento por excelencia. En caso de demora o inefectividad terapéutica, el síndrome compartimental puede degenerar en una contractura isquémica o síndrome de Volkmann, provocando secuelas con contracturas irreversibles que pueden ser tratadas mediante neurolisis, trasposiciones musculotendinosas o transferencias musculares libres. En cualquier caso, la prevención es la medida más importante de cara a los síndromes compartimental y de Volkmann.

Compartment syndrome is a serious condition in which early diagnosis and treatment play an important role. The diagnosis is clinical and may be supported by the measurement of intracompartmental pressure. Emergency fasciotomy followed by delayed closure remains the gold standard treatment. In case of delay or therapeutic ineffectiveness, compartment syndrome can degenerate into a Volkmann ischemic contracture or syndrome, causing irreversible sequelae contractures that can be treated by neurolysis, musculotendinous transpositions or free muscle transfers. In any case, prevention is the most important action towards the treatment of compartment and Volkmann syndromes.

Palabras clave

Compartment Syndrome, Surgical Decompression, Ischemic Contracture, Volkmann.

Introducción

Concepto

El síndrome compartimental es el cuadro semiológico causado por el incremento excesivo de la presión tisular en un compartimento corporal, que se manifiesta clínicamente por la alteración compresiva de la función vasculonerviosa en el territorio distal. La contractura isquémica o síndrome de Volkmann constituye una complicación consecuente al tratamiento tardío o inefectivo del síndrome compartimental. Se manifiesta con una deformidad irreversible secundaria a la lesión isquémica y de la inervación que atraviesa el compartimento afectado. Pueden constituir situaciones muy graves por sí solas o por el contexto de politraumatismo que puede desencadenarla, y cobra vital importancia su prevención, diagnóstico y tratamiento precoz.

Objetivo

Esta guía de práctica clínica pretende revisar el camino diagnóstico y el proceso terapéutico de estas complicaciones de la mano traumática, de una forma organizada y didáctica. Para ello, comenzaremos repasando las bases etiológicas y fisiopatológicas de la enfermedad, aspectos que nos permitirán comprender mejor nuestra actitud ante un paciente con síndrome compartimental o con síndrome de Volkmann.

Metodología

Elaboramos esta guía de práctica clínica en base al consenso de la opinión de expertos del Hospital Universitario Virgen Macarena de Sevilla y tras una revisión bibliográfica de las publicaciones en los libros y revistas de referencia.

Síndrome compartimental tras traumatismo de mano y miembro superior

Compartment Syndrome after trauma of hand and upper limb

Concepto

¿Qué es el síndrome **compartimental?**

El síndrome compartimental es el cuadro semiológico asociado a un daño tisular secundario a la elevación de la presión en un compartimento muscular. Un compartimento es el espacio limitado por fascias que contiene músculos, vasos y nervios. Dado que las fascias son tejidos no distensibles, los cambios de presión en un compartimento son transmitidos por todo su contenido.

El conocimiento clínico de las secuelas de este síndrome data de 1869, en que Richard von Volkmann publicó varios casos clínicos. A principios del siglo XX se identificó la histopatología de la enfermedad como contusión nerviosa, tejido cicatricial y fibrosis intersticial en el tejido muscular.

¿Dónde puede aparecer un síndrome **compartimental?**

En el miembro superior podemos encontrar los siguientes compartimentos, subsidiarios de padecer el síndrome:

- Brazo:
  - Deltoideo.
  - Anterior.
  - Posterior.
- Antebrazo:
  - Volar.
  - Lateral.
  - Posterior.
- Mano:
  - Palmar medio.
  - Tenar.
  - Hipotenar.
  - Digitales.

Etiología

¿Cuáles son las causas de síndrome **compartimental?**

Las causas principales del síndrome compartimental agudo son los traumatismos inciso-punzantes o contusos, las infecciones, quemaduras o traumatismos vasculares. No obstante, las fracturas son la causa más frecuente.

La fractura supracondílea desplazada de húmero, más frecuente en edad pediátrica, es una de las causas más frecuentes. El desplazamiento anterior del húmero puede además lesionar el paquete vascular braquial así como el nervio mediano.

En países en vías de desarrollo, la causa más frecuente de síndrome compartimental agudo y contractura de Volkmann son los vendajes y escayolas demasiado apretados.

En países desarrollados existe un curioso repertorio de publicaciones acerca del desencadenamiento de síndromes compartimentales tras el empleo de vías arteriales periféricas en el intervencionismo cardiovascular.

El síndrome de isquemia reperfusión también es una causa significativamente frecuente de síndrome compartimental. Dicho cuadro se presenta cuando se restituye el flujo sanguíneo en un miembro (habitualmente un miembro inferior) tras un periodo de isquemia crítica. La duración de la isquemia crítica, así como su severidad, son factores de riesgo demostrados, dado que se asocian a un exceso de permeabilidad capilar como consecuencia del daño isquémico.

¿Puede el **síndrome compartimental no ser agudo?**

Sí. El síndrome de aplastamiento o el síndrome de isquemia reperfusión son dos ejemplos típicos de síndrome compartimental agudo que se acompañan de rabdomiolisis, mioglobulinemia e insuficiencia renal aguda. Es un cuadro grave con riesgo vital y con secuelas potenciales invalidantes.

Sin embargo, está descrito también un síndrome compartimental subagudo en pacientes que desarrollan una contractura progresiva en flexión de los dedos de la mano y que posteriormente sufren las secuelas habituales del síndrome crónico.

El síndrome compartimental crónico o recurrente, también llamado síndrome compartimental crónico de esfuerzo, representa el cuadro clínico doloroso más frecuente de la extremidad inferior. Causado por el aumento de la presión intersticial durante el ejercicio físico excesivo, no se presenta con los signos propios de un síndrome compartimental agudo, sino que desaparece con el reposo, pero también puede progresar a un síndrome compartimental subagudo.

Fisiopatología

¿A qué se debe realmente un síndrome compartimental?

El flujo sanguíneo local (FSL) de un compartimento es igual a la presión arterial (Pa) local menos la presión venosa (Pv) local, dividido entre la resistencia (R) vascular:

$$FSL = (Pa - Pv) / R$$

Las venas son colapsables, por ello, cuando la presión tisular se eleva (como en casos de edema o hematoma) la presión en las venas locales también lo hace, el gradiente AV disminuye; y cuando esto ocurre, el flujo sanguíneo local también disminuye.

Igualmente, una reducción de la presión arterial local (como en casos de hipotensión, hemorragias, enfermedad vascular periférica, obstrucciones arteriales o elevación de miembro) disminuye el gradiente AV local, y en consecuencia el flujo sanguíneo local.

La disminución del flujo sanguíneo local ocasiona disminución de la perfusión de oxígeno, isquemia de los músculos y nervios. Además provoca daño del endotelio capilar, que conlleva un incremento de la permeabilidad y fuga de plasma al intersticio tisular. De esta forma, se inicia un bucle de retroalimentación positiva.

La necrosis muscular isquémica lleva a reemplazamiento por tejido fibroso denso, que ocasiona neuropatía por estrangulación.

A nivel celular, se producen cascadas metabólicas más complejas que no abordaremos en este capítulo.

Clínica

¿Cómo se manifiesta el síndrome **compartimental?**

El síndrome compartimental se caracteriza por una clínica basada en la alteración de los componentes vasculonerviosos, didácticamente se habla de la regla de las "5-P" para recordar una semiología sugerente:

- Parestesias e hipoestesia.
- Dolor (Pain).
- Presión.
- Palidez.
- Paresia y parálisis.

¿Cómo interpretar el pulso periférico en el síndrome **compartimental?**

La fisiopatología de este cuadro explica el déficit microcirculatorio y de retorno venoso y linfático, pero no alteración en la vascularización arterial macroscópica. Es más, una clínica sin pulsos palpables probablemente no corresponderá a un síndrome compartimental. Sin embargo, en estadios muy avanzados la presión aumenta tanto que llega a ocluir el eje arterial principal.

Diagnóstico

¿Cómo se diagnostica el síndrome **compartimental?**

El síndrome compartimental es un diagnóstico clínico, cuya presencia puede ser confirmada secundariamente mediante estudios electrodiagnósticos.

El síntoma más importante es el dolor, discordante con las características de la lesión, de intensidad creciente, que aumenta a la compresión o en la prueba de elongación muscular pasiva, y no se alivia con la inmovilización ni al elevar la extremidad. Puesto que la presión intercompartimental y la insuficiencia venosa se mantienen, el gradiente AV disminuye al elevar la extremidad, acentuando así un círculo vicioso causante de isquemia. En los niños, la ansiedad intensa y la creciente necesidad de analgésicos son signos característicos de síndrome compartimental.

A nivel sensitivo, las fibras amielínicas tipo C, conductoras del tacto grueso, el dolor crónico y las parestesias, son las más sensibles a la hipoxia; y por lo tanto, las más precozmente afectadas en el síndrome compartimental.

La paresia y posterior parálisis también son otros de los hallazgos importantes que indican la presencia de una isquemia de los nervios.

Dado que los síndromes compartimentales se producen con una presión tisular superior a 30 a 40 mmHg, mucho menor que la presión arterial sistólica (120 mmHg como promedio), los pulsos periféricos de la circulación macroscópica rara vez son obliterados en estadios iniciales, a pesar de que la microcirculación capilar y venular en los músculos y en los nervios sea insuficiente. De hecho, una clínica sin pulsos palpables debe hacernos sospechar un trastorno isquémico como causa del cuadro clínico, en lugar de un síndrome compartimental.

Sin embargo, en estadios avanzados la presión aumenta tanto que puede llega a ocluir el eje arterial principal. Por este motivo, la ecografía Doppler no descarta el síndrome compartimental agudo en formación y la arteriografía sólo sirve para diagnosticar la obstrucción o daño de una arteria. De igual modo, debido a la consecuente persistencia del flujo sanguíneo en las venas superficiales, la coloración de los dedos puede permanecer inalterada durante los estadios iniciales.

La sensación objetiva de tensión o tumefacción al palpar el antebrazo proximal es un hallazgo característico.

Cabe mencionar la atención especial que se debe prestar a la inadvertencia de alguno de los puntos mencionados de la semiología en pacientes que sufren: traumatismo craneoencefálico, lesión asociada del plexo braquial o anestesia regional de acción prolongada.

¿Podemos medir la presión **intracompartimental?**

Desde el punto de vista médico-legal, en los casos en los que los hallazgos sean ambiguos debe medirse la presión intracompartimental. Para ello, han sido numerosos los dispositivos diseñados, desde la técnica del menisco de Whitesides hasta los paquetes estériles desechables. Una de las formas más sencillas es introducir una aguja en el grupo muscular deseado y conectar un manómetro a ella.

Un compartimiento en reposo presentará una presión normal de 0 a 8 mmHg, pero se considera normal permaneciendo inferior a 10 mmHg. Los trastornos de conducción nerviosa (parestesias) comienzan a aparecer a los 20 a 30 mmHg. A partir de 50 mmHg la conducción nerviosa cesa. En la práctica, son preocupantes presiones compartimentales superiores a 30 mmHg, por lo que constituyen indicación quirúrgica relativa. En el rango 35 a 40 mmHg la indicación quirúrgica es absoluta, dado que si se mantuviese durante más de 8 horas produciría lesiones irreversibles. La medida de la presión diferencial (delta), o diferencia entre las presiones intracompartimental y sanguínea diastólica, es considerada un signo patognomónico del síndrome compartimental cuando baja de 30 mmHg.

Estado	Presión
Normal en reposo	P. Comp. = 0-8 mmHg
Normal por consenso	P. Comp. < 10 mmHg
Parestesias	P. Comp. = 20-30 mmHg
Cese de conducción nerviosa	P. Comp. >50 mmHg
Síndrome Compartimental	$P(\Delta) = (\text{P.Diast.} - \text{P.Comp.}) < 30$ mmHg

Indicación quirúrgica	Presión
Relativa	P. Comp. > 30 mmHg
Absoluta	P. Comp. > 35-40 mmHg

En el miembro superior, los casos que comprometen el antebrazo son los más propicios para medir presiones. En la mano los resultados son menos fiables, y la medición resulta ya imposible en los dedos; por lo que las escarotomías y fasciotomías se suelen practicar de forma empírica.

La presión intracompartimental debe medirse de forma seriada durante aproximadamente 8 horas. De este modo, la indicación quirúrgica será también absoluta si no se ha resuelto el caso en estas horas.

Sin embargo, la monitorización de los pacientes con riesgo no está aceptada por todos como técnica de rutina, por lo que suele realizarse fasciotomías profilácticas, especialmente en casos graves como politraumatizados o traumatismos de alta energía con fractura conminuta de miembro inferior y gran daño tisular, o en pacientes con limitación de consciencia como sedados o comatosos. Puesto que las fasciotomías tardías con síndrome compartimental completamente establecido conllevan un daño isquémico irreversible, en la práctica resulta mucho mejor realizar la fasciotomía profiláctica cuando observemos los primeros signos del síndrome que esperar a que el éste se establezca.

¿Otras pruebas complementarias en el síndrome **compartimental?**

Los experimentos realizados han mostrado que el seguimiento, mediante potenciales evocados, de la disfunción nerviosa que acompaña a una hipertensión compartimental establecida o en progreso, proporciona resultados con un alto grado de precisión.

La tomografía axial computarizada y la resonancia magnética nuclear no tienen valor para diagnosticar el síndrome compartimental en progreso o agudo, y sólo sirven para definir las áreas edematosas y el grado de necrosis muscular.

Las analíticas (creatina cinasa o mioglobulina en sangre u orina) no tienen valor práctico en situaciones de urgencia. Además estarán indicados los estudios bioquímicos para monitorizar la función renal, que puede deteriorarse significativamente en este cuadro.

¿Qué otras patologías debemos diferenciar?

- Isquemia arterial aguda (embolia o trombosis): es un cuadro que provoca isquemia y alteraciones neuromusculares de la región afectada. No suele acompañarse de sensación de tensión en el miembro afecto. Su diagnóstico se confirma o descarta mediante ecografía doppler. En el caso de una obstrucción arterial aislada, las presiones compartimental y venosa serán normales.

- Trombosis venosa profunda: Aunque puede acompañarse de un ligero aumento de presión compartimental, no suele estar en el rango de los síndromes compartimentales y la función neuromuscular que presentan es normal. Su diagnóstico se confirma o descarta mediante ecografía doppler.
- Lesión nerviosa primaria: ésta no se acompaña de alteraciones circulatorias, ni aumento de presión intracompartimental.
- Osteomielitis, sinovitis, tenosinovitis: la función neuromuscular que presentan es normal.

Tratamiento

¿Cómo debemos actuar ante un síndrome **compartimental?**

La primera medida será buscar una posible fuente de presión externa y eliminarla, como escayolas o vendajes compresivos.

La cirugía inmediata es el tratamiento del síndrome compartimental agudo. El hecho de demorar el tratamiento quirúrgico sólo lleva a la aparición de daños irreversibles. Las fasciotomías realizadas en las primeras 3 a 4 horas garantizan cicatrización sin una morbilidad prolongada. Pasadas las 4 a 5 horas y producida una necrosis irreversible del tejido, es posible identificar el lugar afecto durante la fasciotomía por su color pálido sucio mantenido tras la retirada del manguito. En este caso, además habrá que resecar el tejido necrosado. La coloración pálida, el fallo en la restauración de la circulación durante la fase de hiperemia reactiva, y la ausencia de respuesta ante la estimulación, son signos patognomónicos de una lesión muscular irreversible.

El objeto del tratamiento quirúrgico en este síndrome consiste en generar espacio para el tejido edematizado y reducir esa presión, para lo que se realizan rigurosas fasciotomías descompresivas que deben conseguir la apertura y liberación de absolutamente todos los compartimentos afectados. Se practican incisiones quirúrgicas prolongadas a lo largo del compartimento involucrado, seccionando la aponeurosis muscular (no es suficiente llegar a tejido celular subcutáneo), con el fin de disminuir la presión intersticial.

¿Cómo debemos intervenir quirúrgicamente un síndrome **compartimental?**

La intervención quirúrgica se suele llevar a cabo sin colocar manguito inflable, lo cual evita que empeore la isquemia y permite realizar estudios intraoperatorios de conducción nerviosa. Sin embargo, en algunos casos es preferible comenzar la operación aplicando un manguito y vigilar la revascularización muscular y de los nervios durante el período de hiperemia reactiva, que comenzará al retirar el manguito.

Si el síndrome compartimental afecta fundamentalmente al antebrazo, se realiza una incisión cutánea sinuosa, comenzando en un punto distal entre las eminencias tenar e hipotenar. Se libera el túnel carpiano (nervio mediano) y continúa paralela al pliegue de la muñeca (evitando lesionar la rama cutánea del nervio mediano) para alcanzar el borde cubital de la muñeca y liberar el canal de Guyon (nervio cubital). A continuación se desvía la incisión hacia el borde radial del tercio medio del antebrazo y nuevamente hacia el borde cubital del codo, para así trazar un colgajo cutáneo que cubra el nervio mediano. A nivel del codo, se incide inmediatamente ventral a la epitróclea, evitando la contractura cicatricial de la fosa antecubital y manteniendo cubiertos el nervio cubital y la arteria braquial.

Si después de la descompresión del compartimento permanece la palidez y tensión de los vientres musculares, debe realizarse una epimisiotomía de todos los vientres. Si no es suficiente, se puede extender la fasciotomía proximalmente sobre el paquete vascular braquial para descomprimirlo y abrir la región anterior al codo y la aponeurosis del bíceps braquial.

Transcurrida la fase intermedia temprana, pasadas 6 a 12 horas tras la lesión, la revascularización secundaria puede resultar importante, mediante trombectomía o injerto venoso.

Si el síndrome afecta los compartimentos intrínsecos de la mano, se inciden las regiones dorsal, tenar e hipotenar para llevar a cabo la fasciotomía de urgencia. El dedo se descomprime mediante incisiones laterales realizadas por el eje medio, siguiendo la porción más dorsal de los pliegues de flexión de las articulaciones interfalángicas.

Generalmente, las heridas se dejan abiertas (cubiertas por apósitos estériles) hasta un cierre diferido en un segundo tiempo quirúrgico a las 48 a 72 horas (3 a 5 días como mucho). En ocasiones, debido a la extensión de las incisiones, el cierre puede requerir injertos o colgajos cutáneos.

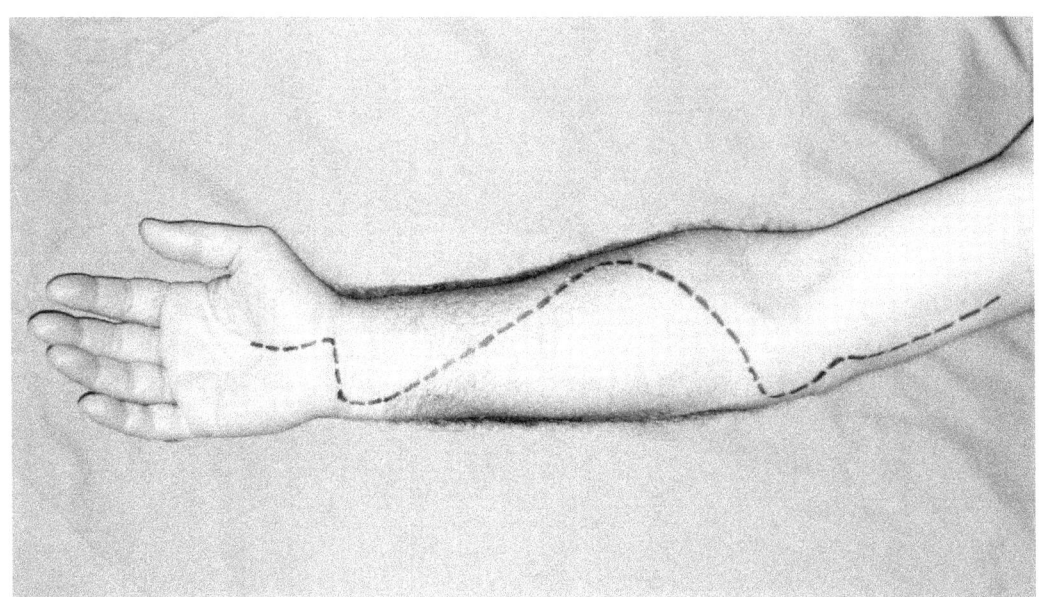

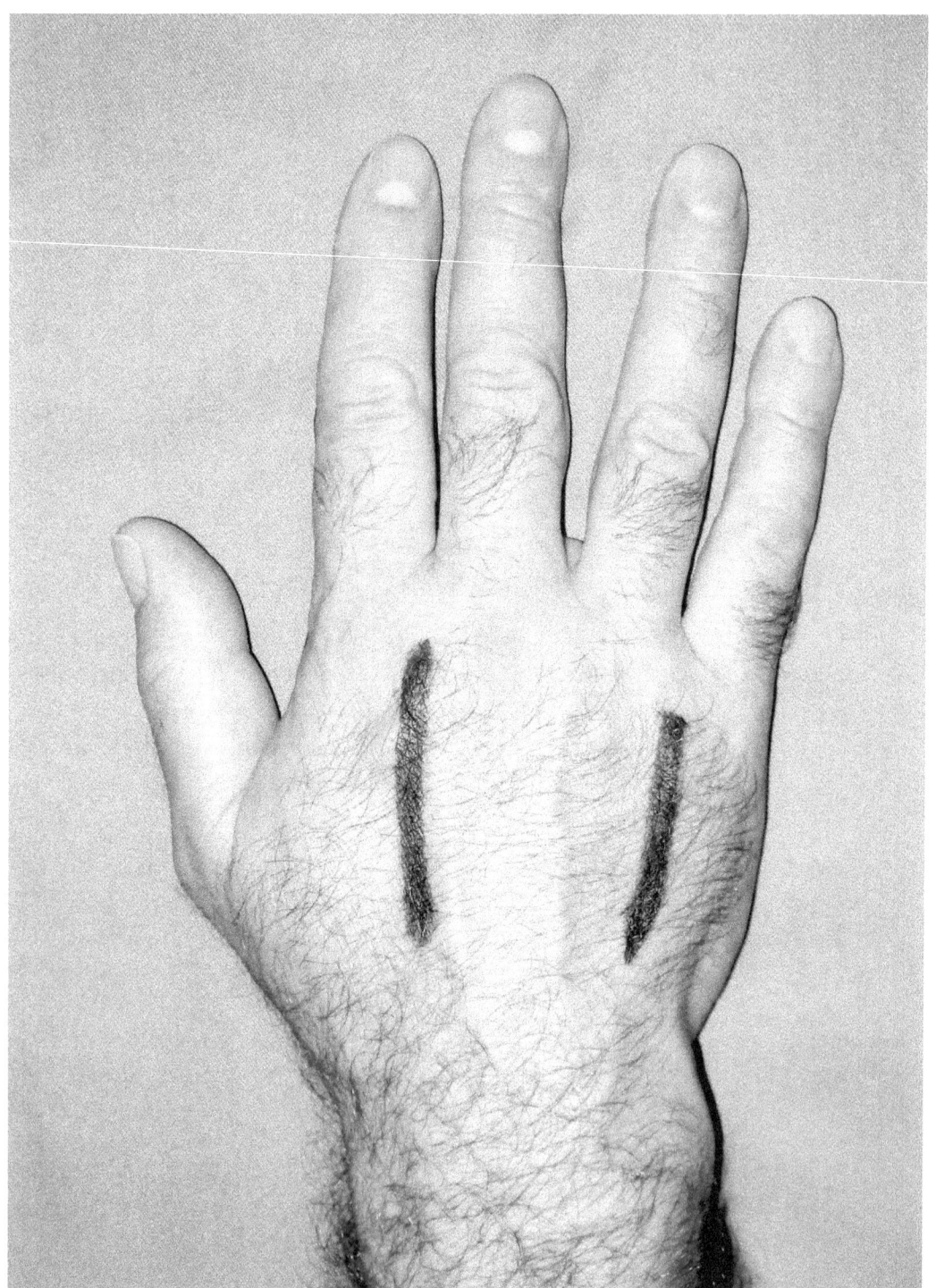

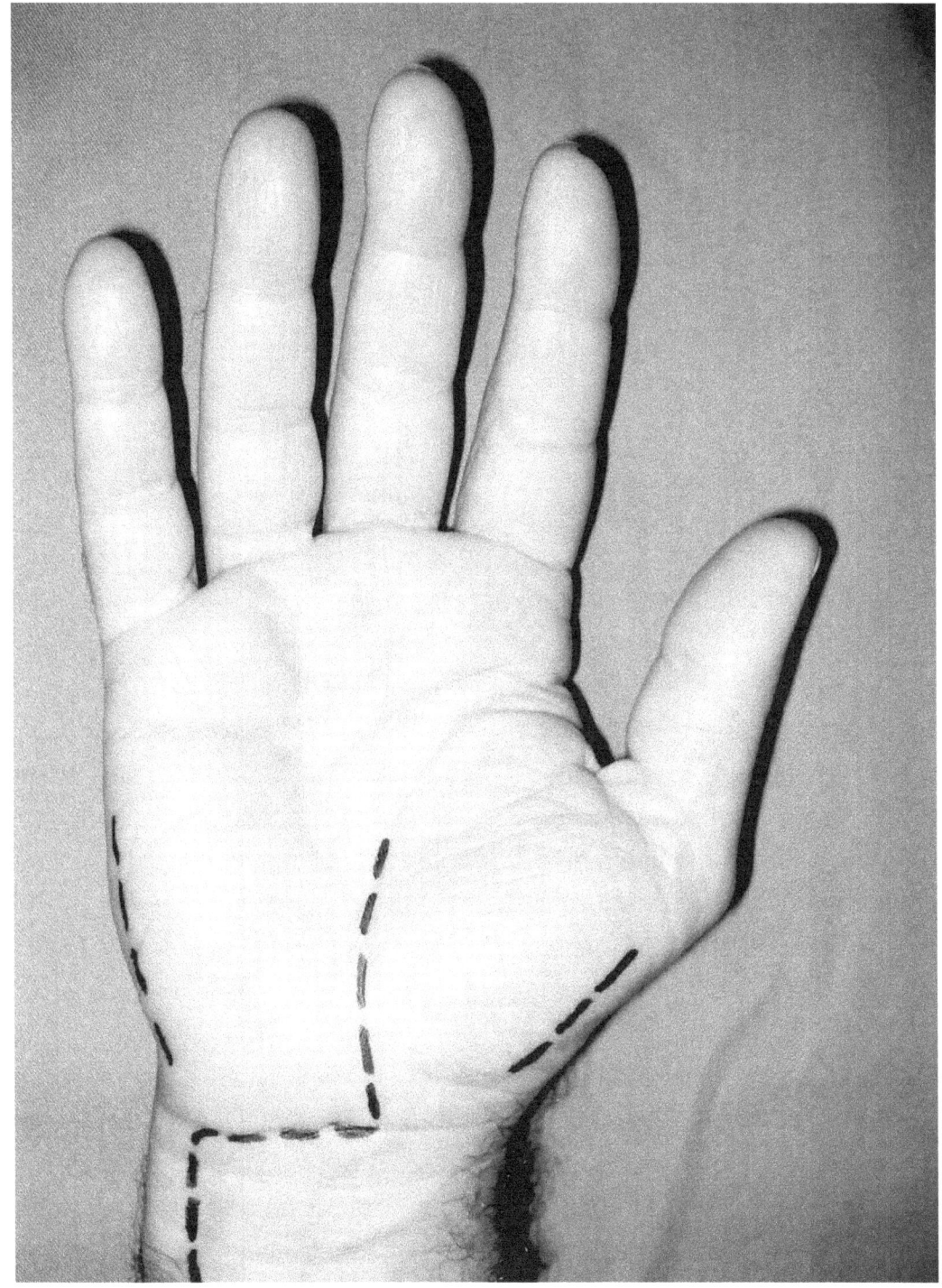

17

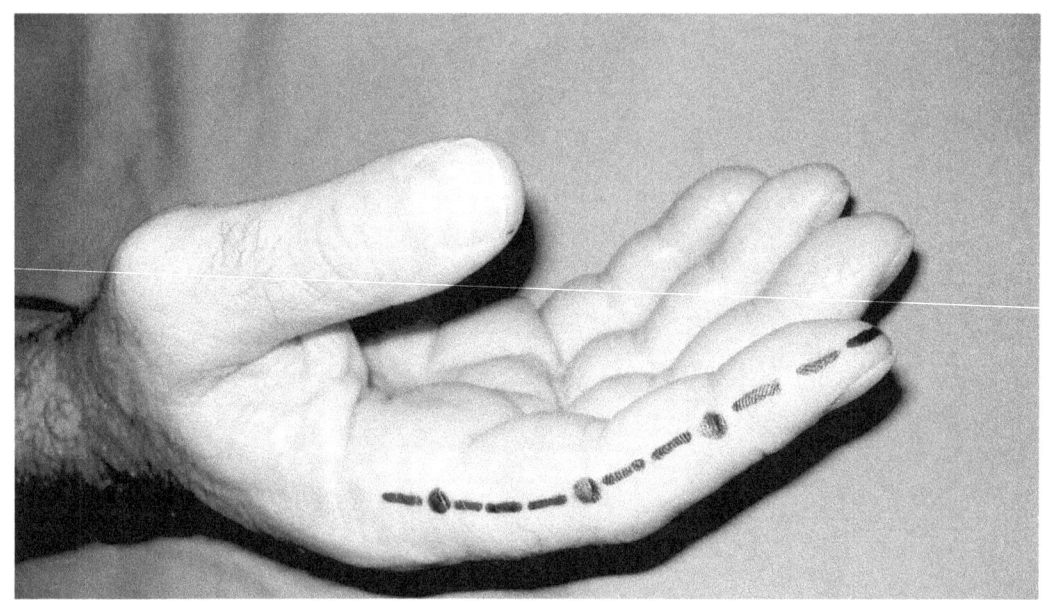

¿Qué otras medidas terapéuticas podemos emplear?

El tratamiento con oxígeno hiperbárico se emplea sólo en casos de gravedad límite y tras las fasciotomías. El tratamiento médico tiene un papel adyuvante, con espasmolíticos, vasodilatadores, corticoides y antibióticos. Últimamente también se han empleado agentes antioxidantes y manitol, éste último por su efecto antioxidante que reduce la lesión por isquemia-reperfusión y por su efecto hiperosmolar que reduce el edema. Tras la fasciotomía, está indicada la ferulización y elevación del miembro para favorecer el retorno venoso y reducir el edema.

Dependiendo del tiempo de evolución y la severidad del cuadro, durante la etapa de reperfusión inmediata se pueden producir cambios hemodinámicos importantes en el paciente y puede requerir apoyo en unidades de cuidados intensivos. Se ha descrito una "marea" con acidosis metabólica importante, incremento de niveles de lactato en sangre, estado de choque circulatorio, in-suficiencia renal aguda y hasta Síndrome de Dificultad Respiratoria del Adulto

(SDRA). Tras un procedimiento quirúrgico correcto, si no hay un seguimiento adecuado, todo puede fracasar por no haber una previsión de los pasos posquirúrgicos a seguir.

Pronóstico

El pronóstico será excelente en cuanto a la recuperación neuromuscular del compartimento siempre que se haga un diagnóstico y tratamiento oportunos, sin una demora excesiva. Por lo tanto, el pronóstico general estará determinado por la lesión que ha llevado al síndrome.

Con un diagnóstico tardío, puede aparecer una lesión permanente en el nervio y la consecuente pérdida funcional muscular. Este retraso suele ocurrir en casos de limitación de consciencia, en los que el paciente no puede quejarse por dolor. Tras 8 horas de compresión puede ocurrir lesión nerviosa permanente.

¿Qué p**osibles complicaciones cabe esperar?**

La lesión neuromuscular permanente es la principal complicación del síndrome compartimental, pudiendo deteriorar la función trágicamente, como ocurre en el síndrome de Volkmann.

La amputación puede requerirse en los casos más graves.

Prevención

¿Se puede prevenir el síndrome **compartimental?**

Los pacientes con fracturas deben ser atendidos lo antes posible para estabilizarla e inmovilizarla. Los pacientes portadores de vendaje o escayola, así como los que cumplan cualquier otro factor etiológico, deben elevar el miembro ferulizado y realizar movilizaciones de las articulaciones distales durante el periodo de inmovilización. De este modo evitarán o disminuirán el edema. Los pacientes sometidos a intervencionismo cardiovascular por vía arterial periférica, deben mantener la correspondiente medida compresiva sobre la zona de abordaje, para así prevenir la formación de hematoma.

No por ello se puede dejar de controlar el aspecto de la piel, y vigilar si aparece algún síntoma propio de síndrome compartimental, pues el diagnóstico y tratamiento oportunos evitan muchas complicaciones. Con este propósito, dichos pacientes deben conocer el riesgo de edematización y estar prevenidos para acudir al médico de urgencias ante el caso de sospecha.

Síndrome de Volkmann tras traumatismo de mano y miembro superior

Volkmann syndrome after trauma of hand and upper limb

Concepto

¿Qué es el síndrome de **Volkmann?**

El síndrome o contractura isquémica de Volkmann es una lesión isquémica deformante e irreversible de los tejidos, producida por el aumento de la presión intersticial en un síndrome compartimental no tratado eficazmente a tiempo, habitualmente en las primeras 24 horas.

Dado que la contractura de Volkmann es una secuela del síndrome compartimental, compartirá con él la etiología. Dicho esto, sabremos que en el síndrome de Volkmann las fracturas supracondíleas de húmero son también una causa clásica. En estos casos, la arteria o la vena braquiales o el nervio mediano pueden comprimirse o lesionarse por el fragmento óseo desplazado a ventral; produciendo isquemia, éstasis venoso o lesión directa del nervio mediano. Además, una hemorragia agravará la presión compartimental ya aumentada por el edema, conllevando isquemia y disminución de retorno venoso.

Conocida la etiología del síndrome compartimental, también es deducible que la causa más frecuente de síndrome de Volkmann en países en desarrollo son los vendajes o yesos mal colocados o demasiado apretados.

Es más frecuente en el miembro superior pero también puede aparecer en el inferior. En el músculo flexor profundo de los dedos, a nivel de tercio medio de antebrazo, aparecen los primeros cambios. La presentación clásica del síndrome de Volkmann incluye: codo en flexión, antebrazo en pronación, muñeca en flexión, pulgar en aducción, metacarpofalángicas en extensión e interfalángicas en flexión.

¿Cómo clasificar un síndrome de Volkmann?

Se ha publicado diversas clasificaciones de la contractura de Volkmann. Para abordar el tratamiento, nos centraremos en la combinación de dos de ellas:

Tipo I de Holden: contractura proximal al lugar de la lesión.

- Leve de Tsuge: infarto limitado a músculos flexores profundos, principalmente en flexión de tercer y cuarto dedos. A veces se acompaña de ligeros trastornos sensitivos del nervio mediano. Encontramos tenodesis, que se constatan mediante la extensión del dedo contraído al flexionar la muñeca. No hay contracturas fijas.
- Moderada de Tsuge: se trata del caso típico o clásico. La afectación avanza y ha alcanzado el flexor largo del pulgar, pudiendo alcanzar los flexores superficiales y los músculos flexores de la muñeca. Encontramos trastornos sensitivos del nervio mediano y ocasionalmente del nervio cubital.

- Grave de Tsuge: presenta además afectación parcial o total de los extensores, y a veces de los intrínsecos. El nervio mediano está siempre afectado y el cubital puede estarlo también de forma grave.

Tipo II de Holden: contractura en el lugar de la lesión por traumatismo directo.

- Leve de Tsuge: se caracteriza por fibrosis parcial de los músculos del área de la lesión, sin presentar afectación nerviosa. También hallamos tenodesis sin contracturas fijas, como en el tipo I de Holden leve.
- Moderada de Tsuge: alcanza musculatura superficial y profunda, pudiendo asociarse a trastornos de mediano y cubital con consiguientes cambios tróficos en pulpejos.
- Grave de Tsuge: se trata de casos con tratamiento insuficiente o inapropiado en la infancia. También puede corresponderse a desastres masivos.

	Holden I: afectación incluso proximal a la lesión.	Holden II: afectación sólo desde la lesión hacia distal. Preserva proximal.
Tsuge LEVE:	Infarto de flexores profundos. Nervios leves: mediano.	Fibrosis de flexores profundos. Nervios: intactos.
Tsuge MODERADO:	Flexores profundos y superficiales. Nervios graves: mediano (cubital menos).	Flexores profundos y superficiales. Nervios ocasionalmente: mediano y cubital. Distrofia en pulpejos.
Tsuge GRAVE:	Flexores y Extensores. Nervios graves: mediano y cubital.	Tratamiento insuficiente. Desastres masivos.

Tratamiento

¿Cómo debemos tratar un síndrome de **Volkmann?**

- Tipo I de Holden leve:

Habitualmente es suficiente con una tenolisis tras el desbridamiento y exploración nerviosa. El estiramiento con plastia en "Z" de los tendones flexores afectados ocasiona debilidad muscular, por lo que suele reservarse a los casos muy localizados o con flexores superficiales intactos. De lo contrario, se puede recurrir a la transferencia tendinosa.

- Tipo I de Holden moderado:

Si el remanente contráctil garantiza la funcionalidad, se realizará la escisión de la inserción común de los músculos asociada a la neurólisis oportuna, como describieron Page y Scaglietti. Se describe brevemente a continuación.

Bajo isquemia regional, se realiza la incisión clásica de fasciotomía y se localiza el origen de los músculos flexores en la epitróclea, así como los nervios cubital y mediano y el paquete vascular braquial.

Se diseca en primer lugar el nervio cubital, desde el reborde supratroclear hasta el arco tendinoso trazado por las cabezas cubital y humeral del flexor cubital del carpo. Seguidamente, se diseca el nervio mediano desde proximal al codo hasta el borde proximal del pronador redondo, separando parte de la aponeurosis bicipital. Se realiza con bisturí el desprendimiento subperióstico del origen de los músculos flexores de los dedos, pronador redondo, palmar mayor y menor y flexor cubital del carpo.

El desprendimiento se lleva a cabo en dirección medial y distal, hasta llegar a la cresta interósea, membrana interósea y porción radial. Debemos prestar atención a no lesionar el paquete vascular interóseo común. La banda fibrosa cicatricial se rompe al desprender el músculo en el espacio interóseo proximal, percibiéndose a veces un crujido al extender los dedos, y una evidente e inmediata mejoría en la amplitud de dicha extensión. La cantidad de músculo que hay que desprender depende del grado de la contractura en flexión. Finalmente, todos los músculos desprendidos de la porción proximal y cubital de la cara volar del antebrazo, se agrupan en la zona proximal del espacio interóseo.

En ocasiones, es necesario desprender el flexor largo del pulgar de su origen en el radio. Para ello, reflejaremos el supinador largo hacia radial, exponiendo así el hueso, y disecaremos la inserción del pronador redondo, cuidando de no lesionar la rama sensitiva del radial. Hallado de esta forma el flexor largo del pulgar, se realiza un desprendimiento subperióstico del músculo.

Por último, concluiremos la intervención con la liberación de los nervios afectos que atraviesan los músculos fibróticos, una neurolisis incluso interfascicular en caso necesario; aprovechando para terminar de escindir toda la masa cicatricial. Las áreas de compresión nerviosa clásicas son:

– **Nervio mediano**: bajo el arco tendinoso de origen del músculo flexor superficial de los dedos, bajo las dos cabezas del pronador redondo, entre los músculos flexores profundo y superficial de los dedos y en el túnel carpiano.
– **Nervio cubital**: entre las dos cabezas de origen del flexor cubital del carpo.
– **Nervio radial**: no suele afectarse.

Toda la musculatura flexora puede avanzarse de 3 a 4 cm en dirección distal. Dado que esta técnica conlleva una disminución de la fuerza proporcional al avance realizado del origen muscular, a veces es preferible dejar cierto grado de contractura.

En los casos límite de degeneración extensa del compartimento flexor profundo, el avance de tejido no contráctil no resulta funcional, por lo que es preferible realizar transposiciones tendinosas. Puede emplearse así los tendones del flexor superficial de los dedos o de los flexores del carpo, para reparar los flexores profundos de los dedos y largo del pulgar. En caso de no disponer de ellos, se puede recurrir a los tendones de los músculos extensores. De este modo, puede repararse la flexión de los dedos con el extensor del carpo y el flexor largo del pulgar con el extensor del índice, el extensor corto de los dedos o el supinador largo. Además, puede ser necesaria alguna técnica de estiramiento tendinoso. Igual que en la técnica de avance de la musculatura flexora, es imprescindible la asociación a la neurolisis de los nervios afectados, incluso interfascicular si necesario, y a la resección de toda la masa necrótica.

Tras la intervención de escisión del origen muscular o tras las transposiciones tendinosas, sigue un postoperatorio de inmovilización, ferulización dinámica y rehabilitación importante. El seguimiento clínico y electrodiagnóstico será constante durante la recuperación funcional.

Aunque haya recurrencia de la contractura, suele quedar suficiente capacidad contráctil, y en la mayoría de los casos típicos de contractura de Volkmann se consiguen resultados satisfactorios.

- Tipo I de Holden grave:
Tras la escisión de la masa necrótica, deberá realizarse una exploración de los nervios con lentes de aumento, reparándose los tramos cicatriciales con injertos nerviosos. En el caso del nervio mediano, a partir de una reducción a la mitad de su calibre, será imprescindible la restauración mediante injerto nervioso para garantizar la sensibilidad protectora de la mano.

En cuanto al músculo, si no es posible la transferencia tendinosa, se realizará la transferencia de músculo funcional. Emplearemos recto interno (gracilis) dada la fiabilidad y la baja morbilidad en zona donante, o dorsal ancho en caso de requerir paleta cutánea. En caso de no hallar buena arteria receptora entre radial, cubital o interósea anterior, da buen resultado el empleo de injerto venoso para anastomosis de alta presión en arteria braquial. El mejor nervio motor receptor que suele quedar intacto es el interóseo anterior, debiéndose suturar a ras de músculo para acortar la fase de reinervación. Esta fase comienza a los 4 a 6 meses, en los cuales hay que ser prudente en la electroestimulación fisioterapéutica. La transferencia muscular aportará vitalidad el injerto nervioso de mediano o cubital que cubra, acelerando la recuperación sensitiva del mismo.

En caso de funcionalidad apropiada de la mano, se desaconseja el alargamiento óseo en pacientes con secuelas de la infancia, porque favorece la recurrencia de la contractura.

• Tipo II de Holden leve:

Se corrige mediante la flexoextensión pasiva de los dedos, tras el desbridamiento y exploración nerviosa. El origen muscular está intacto, por lo tanto, en caso necesario se elongarán los tendones afectados mediante plastias en "Z".

• Tipo II de Holden moderado:

Son las tipo II más frecuentes. Se resuelven mediante la escisión de masa necrótica y neurolisis. A esto se acompaña la elongación de tendones, injertos en las uniones musculotendinosas o transposiciones en los casos necesarios. Para el cierre cutáneo puede requerirse Z-plastias, injertos de piel o colgajos.

• Tipo II de Holden graves:

Una vez realizada la escisión de la masa necrótica, lo normal es que sea necesario practicar injertos largos de nervios y transferencias funcionales miocutáneas. Para liberar la contractura se realizarán técnicas como tenotomías, osteotomías o artrodesis.

	Holden I:	Holden II:
Tsuge LEVE:	Desbridamiento. Alargamiento tendinoso. Transferencia tendinosa. Exploración nerviosa.	Desbridamiento. Alargamiento tendinoso. Exploración nerviosa.
Tsuge MODERADO:	Desbridamiento. Escisión de inserción muscular. Transposiciones tendinosas. Neurolisis.	Desbridamiento. Alargamiento tendinoso. Transposiciones tendinosas. Neurolisis.
Tsuge GRAVE:	Desbridamiento. Transferencia muscular libre. Injerto nervioso.	Desbridamiento. Transferencia muscular libre. Injerto nervioso. Tenotomías, osteotomías, artrodesis, etc. para liberación.

¿Podemos prevenir un síndrome de Volkmann?

Lo ideal es realizar un tratamiento preventivo:

- Prevención del síndrome compartimental (Ver apartado correspondiente).
- En los pacientes con síndrome compartimental agudo ya instaurado, debemos realizar un tratamiento eficaz y precoz mediante fasciotomía de urgencia.

En última instancia, ¿qué tratamiento paliativo podemos emprender?

- Cuando están apareciendo los primeros síntomas: termoterapia, masaje circulatorio, elevación de miembro, movilizaciones activas y pasivas.
- Cuando la patología ya está instaurada: pueden tomarse medidas para trabajar en contra de la retracción, como termoterapia, ortesis dinámicas, ma-

saje circulatorio, trabajo de fuerza, movilizaciones pasivas, activo-asistidas y activas de las regiones implicadas, hidroterapia y onda corta.

Pronóstico

¿Qué podemos esperar tras un síndrome de **Volkmann?**

Los pacientes con contracturas musculares leves que involucran sólo algunos dedos tienen mayor probabilidad de recuperar una función normal. Los que pierden el correcto funcionamiento de todos los músculos que mueven los dedos de la mano y la muñeca necesitan una cirugía reconstructiva mayor y no alcanzarán una recuperación completa.

Cuanto más severa sea la contractura, peor será el funcionamiento de la mano y la muñeca. En casos graves, la mano puede perder su función y la sensibilidad.

Bibliografía

1. Brownlee WJ, Wu TY, Van Dijck SA, Snow BJ. Upper limb compartment syndrome: an unusual complication of stroke thrombolysis. J Clin Neurosci. 2014 May;21(5):880-2.
2. Capo JT, Renard RL, Moulton MJ, Schneider DJ, Danna NR, Beutel BG, Pellegrini VD. How is forearm compliance affected by various circumferential dressings? Clin Orthop Relat Res. 2014 Oct;472(10):3228-34.
3. Dalton DM, Munigangaiah S, Subramaniam T, McCabe JP. Acute bilateral spontaneous forearm compartment syndrome. Hand Surg. 2014;19(1):99-102.
4. Fırat C, Erbatur S, Aytekin AH, Kılınç H. Effectiveness of early fasciotomy in the management of snakebites. Ulus Travma Acil Cerrahi Derg. 2012 Sept;18(5):417-23.
5. Fischer JP, Elliott RM, Kozin SH, Levin LS. Free function muscle transfers for upper extremity reconstruction: a review of indications, techniques, and outcomes. J Hand Surg Am. 2013 Dec;38(12):2485-90.

6. Freyer M, Vachalova I, Zirngibl B, Heckmann JG. Compartment syndrome following thrombolysis: clinical features and associated conditions. J Thromb Thrombolysis. 2014;38(2):201-7.

7. Green DP, Hotchkiss RN, Pederson WC, Wolfe SW. Green's operative hand surgery. 5 ed. New York: Elsevier; 2007.

8. Hung MJ, Mao CT, Kao YC, Hung MY. Delayed onset of forearm compartment syndrome after transradial percutaneous coronary intervention. Int J Cardiol. 2015 Jan;178:77-8.

9. Lee C, Lightdale-Miric N, Chang E, Kay R. Silent compartment syndrome in children: a report of five cases. J Pediatr Orthop B. 2014 Sep;23(5):467-71.

10. Meyer CL, Kozin SH, Herman MJ, Safier S, Abzug JM. Complications of pediatric supracondylar humeral fractures. Instr Course Lect. 2015;64:483-91.

11. Neligan PC. Plastic surgery. 3 ed. New York: Elsevier; 2012.

12. Neri I, Magnano M, Pini A, Ricci L, Patrizi A, Balestri R. Congenital Volkmann syndrome and aplasia cutis of the forearm: a challenging differential diagnosis. JAMA Dermatol. 2014 Sep;150(9):978-80.

13. Pasic N, Bryant D, Willits K, Whitehead D. Assessing outcomes in individuals undergoing fasciotomy for chronic exertional compartment syndrome of the leg. Arthroscopy. 2015 Apr;31(4):707-13.

14. Sellei RM, Hildebrand F, Pape HC. Acute extremity compartment syndrome: current concepts in diagnostics and therapy. Unfallchirurg. 2014 Jul;117(7):633-49.

15. Smith K, Wolford RW. Acute idiopathic compartment syndrome of the forearm in an adolescent. West J Emerg Med. 2015 Jan;16(1):158-60.

16. Velázquez J, Velázquez CJ, Martinez-Sahuquillo JM, Arteta DS, Menéndez C. Guía de práctica clínica del síndrome de túnel carpiano. 1ªEd. Internet Medical Publishing; 2015.

17. Wong JC, Vosbikian MM, Dwyer JM, Ilyas AM. Accuracy of measurement of hand compartment pressures: a cadaveric study. J Hand Surg Am. 2015 Apr;40(4):701-6.

18. Zuker RM, Bezuhly M, Manktelow RT. Selective fascicular coaptation of free functioning gracilis transfer for restoration of independent thumb and finger flexion following Volkmann ischemic contracture. J Reconstr Microsurg. 2011 Sept;27(7):439-44.